AF596152

A PROPOS D'UN LIVRE RÉCENT

SUR

L'HISTOIRE DE LA PHARMACIE

PAR

M. A. FIGUIER

Professeur à la Faculté mixte de médecine et de pharmacie.

BORDEAUX

IMPRIMERIE G. GOUNOUILHOU

11, RUE GUIRAUDE, 11

1900

A PROPOS D'UN LIVRE RÉCENT

SUR

L'HISTOIRE DE LA PHARMACIE [1]

Il vient de paraître, sous la signature de M. André-Pontier, l'un des représentants les plus autorisés et les plus dignes de la pharmacie française, un livre ayant pour titre : *Histoire de la Pharmacie; origines; moyen âge; temps modernes.*

Dans cet ouvrage plein d'érudition, d'un style net et attachant, l'auteur passe successivement en revue les diverses périodes qui marquent, depuis ses origines chez divers peuples jusqu'à nos jours, les vicissitudes et les progrès successifs d'une profession qui eut à subir bien des compétitions et des épreuves.

Ses étapes furent pénibles, sous le joug d'une corporation hétéroclite qui chez nous l'attachait au vulgaire métier de mercier, de fondeur de suif et mouleur de chandelle. Ce n'est pas sans peine qu'elle put briser ses liens.

On voit le chemin parcouru, on comprend l'intensité de la lutte, en considérant le point de départ et les illustrations qui lui ont acquis le rang qu'elle occupe dans la science contemporaine.

M. Pontier prend des renseignements aux sources les plus sûres et les soumet à une critique judicieuse; les témoignages qu'il invoque ne sont point douteux.

Quelques gravures du temps, fort curieuses, assez naïves dans leur expression, ajoutent à l'intérêt de textes documentaires très instructifs.

La législation qui régit la pharmacie chez nos voisins est présentée avec soin, afin que nous puissions en tirer profit.

L'exercice de la pharmacie dans l'officine, les hôpitaux et autres lieux plus ou moins bien appropriés à cet effet, est montré sous le our convenable, avec ses avantages, ou ses abus et ses desiderata.

Rien d'important n'est oublié de ce qui a trait à son enseigne-

(1) Paris, Octave Doin, éditeur, 8, place de l'Odéon, 1900.

ment, aux institutions qui en dérivent, et à la situation actuelle du pharmacien.

Cette étude montre un travail considérable, une patience soutenue par le savoir dans le classement méthodique et minutieux des faits qui épargne la fatigue en soutenant l'attention. Elle est aussi des plus suggestives, car elle touche nécessairement à des questions délicates qui livrent le lecteur à ses méditations, et entraînent des réflexions nombreuses.

La médecine et la pharmacie, étroitement unies, constituent les deux parties d'une même science, trop étendue, pour qu'un seul individu puisse réellement les posséder à la fois.

La première a pour point d'appui des phénomènes complexes dépendant du principe virtuel de la vie organique dont la raison est inaccessible. L'autre, plus terre à terre, en apparence, parce qu'elle discute sur la matière palpable qui se prête mieux dans ses mouvements extérieurs au contrôle précis de l'expérience, semble offrir moins de difficultés; par contre, elle n'admet guère pour les questions controversées l'intervention du moi génial, de l'opinion personnelle comme preuve péremptoire. De là, cet antagonisme professionnel, cet esprit de caste ridicule, aujourd'hui disparu, et qui trop longtemps a nui doublement à la science dont le but est de protéger la santé, de combattre la souffrance physique et de prolonger l'existenee dans ses limites naturelles.

La crainte de la maladie, la peur de la mort inévitable, et la préoccupation obsédante de l'au delà furent de tout temps l'éternel souci de l'humanité. Aussi, des mains désignées d'avance devaient servir, enveloppé d'un peu de mysticisme, le remède doué des vertus requises.

L'art de guérir devient rapidement l'apanage des prêtres des religions primitives, qui en conservèrent pendant des siècles le précieux dépôt.

Si le sentiment qui en était la cause persiste encore, la foi n'a pas toujours suffi pour maintenir dans le Temple un monopole glorieux et lucratif. L'on dut se contenter à l'aurore des sciences spéculatives et d'observation de gratifier du nom de *divin* le laïque savant qui dota la médecine sérieuse de ses premiers jalons.

Cela explique sans doute chez quelques retardataires un orgueil atavique de disciple pieux, qui heureusement s'efface de plus en plus devant les conquêtes éblouissantes des sciences naguère prétendues accessoires, et qui ont fourni à la physiologie son levier indispensable : en particulier la chimie, dont la pharmacie a été le berceau.

Le livre de M. Pontier arrive au moment voulu, alors que la pharmacie commence à éprouver, sans abandonner toutefois ses procédés classiques, des modifications profondes dans la pratique qui tend à employer, de préférence, des composés définis chimiquement, et que la médecine, à son tour, délaissant son vieil empirisme, a définitivement adopté la méthode scientifique, et envisage de front certaine doctrine récente, déjà féconde, conçue dans son voisinage.

Une meilleure justice est rendue à la pharmacie, en ne la faisant pas responsable des parasites, appelés à disparaître, à qui il a été permis de souiller une profession digne d'égards.

Le rôle qui lui est dévolu dans un avenir prochain, on en voit aisément se dessiner les grandes lignes, et tout à son honneur. Elle a sans cesse dépassé le seuil restreint de l'officine dont le caractère reste intact et ne peut que grandir. L'industrie, l'agriculture, l'hygiène publique, ont recours à chaque instant au savoir du pharmacien, à ses aptitudes spéciales qu'une gymnastique intellectuelle des plus variées, par suite de ses connaissances multiples, a développées dans le sens surtout de l'application immédiatement utile.

Il sera chargé par les municipalités d'examiner les denrées alimentaires; c'est à lui que le médecin vient confier l'essai de liquides pathologiques, de même que ses notions étendues en toxicologie le désignent comme un expert dans les cas d'empoisonnement.

Pour rendre hommage au passé, et à titre d'encouragement auprès des néophytes qui réaliseront ce qui pour beaucoup n'est peut-être qu'un rêve. M. Pontier cite à propos les noms de savants illustres appartenant à la pharmacie et inscrits en lettres d'or dans son Panthéon.

L'officine a toujours attiré des jeunes gens intelligents dénués de ressources, en quête de moyens d'existence, satisfaisant à leur désir de s'instruire. Poussés par un penchant initial, tous ne persévéreront pas dans la direction qu'elle suppose. C'est, en définitive, honorable pour elle d'avoir possédé un instant de semblables recrues.

Dante-Alghieri le fameux poète italien, exerça dans sa jeunesse l'emploi de garçon apothicaire. Ce premier pas dans le monde n'avait rien de terrible ni de béatifiant : il dut trouver ailleurs l'inspiration de son poème de l'Enfer et du Paradis.

On ne saurait le présenter en exemple à nos stagiaires.

Il est peu probable, du reste, que la pensée leur vienne, comme conclusion de leur scolarité, de traduire le Codex en alexandrins, ou d'exhaler en cadence leur plainte sur ce qu'ils auront considéré comme leur purgatoire, dans la hâte de saisir enfin la moisson trop tardive, de donner des ailes à quelque œuvre mirifique dont les contours indécis leur ont apparu à travers une simple expérience de cours.

Ce n'est pas dans le domaine de la pure imagination qu'il faut généralement les retenir. La science tend vers l'équation. La conception idéale n'est plus qu'un passe-temps.

Les déceptions attendent leurs premiers essais, faute de notions acquises avec plus de maturité. S'ils ne se laissent point décourager, si leur esprit de recherche l'emporte, tout n'est pas perdu : un nouvel aliment entretiendra bientôt leur curiosité plus saine et mieux assise.

Qui sait, dans leur pauvre fumier pourquoi ne trouverait-on pas un jour quelque perle? comme on rencontre, parfois, dans les écrits anciens les germes de découvertes actuelles. Et puis, demain est pour eux; le succès, à son heure, peut récompenser leur vaillance. C'est le propre des sciences que la médecine et la pharmacie mettent à leur service, de ne lasser jamais, en prodiguant pour l'esprit d'inépuisables ressources.

D'un autre côté cependant, la vie matérielle a ses entraves, l'officine n'est pas toujours la toison gagnée par Hercule. Suivant le proverbe, on ne vit pas de l'air du temps, pas plus dans les professions libérales que dans le commerce et l'industrie, surtout lorsque le fisc intervient, et que l'on manipule des matières premières aussi coûteuses, bien sûr, que le métal employé par l'horloger à la construction d'un chronomètre.

C'est par une somme réelle de volonté active longtemps soutenue, un dispendieux labeur, qu'un avocat, un médecin, conquièrent la situation que soulignera leur mérite personnel.

Les gens trouvent tout naturel qu'ils rentrent un peu dans leurs fonds, en tarifant leurs conseils et leurs ordonnances; et malgré tout, ils sont enclins à n'attribuer au pharmacien, dont les titres sont les mêmes, que la simple qualité de marchand au détail, bien qu'il ne vende pas, et ne fasse, à l'égal des autres, que recevoir de légitimes honoraires.

Serait-ce parce que d'habitude, un cabinet de consultation est placé au-dessus du rez-de-chaussée? Non : cette différence de niveau ne touche que l'immeuble; mais le défaut de jugement n'a pour mesure que l'ignorance. D'un côté, le client reçoit en plus, en échange de sa monnaie, quelque chose dont il suppute le prix réel d'après le poids.

Il est triste, en vérité, de falloir reconnaître dans la raison de ce mal, que beaucoup, oublieux de la solidarité et des convenances qui devraient les retenir, ont muni leur officine d'une enseigne de fantaisie, et qu'ils étalent, à l'instar du coiffeur du coin « *pour la chute des cheveux* » et sous de bizarres et impudentes réclames, leur élixir odontalgique, leurs spécialités infaillibles contre toutes les maladies existantes ou imaginaires « dont voici les certificats » !

Il y a un décret dans nos règlements qui défend la vente des remèdes secrets : que ne l'applique-t-on sans merci, en repoussant tout subterfuge, toute fraude?

La dignité et les droits d'une profession relevant de la science s'y trouvent intéressés, *de même que la santé publique*. Parmi ceux qui fréquentent nos Facultés et nos Écoles spéciales, il est une catégorie d'élèves dont l'importance s'accentue chaque jour, déterminée par des circonstances pressantes, et la nature de fonctions toutes particulières. Elle vise le Corps de santé militaire de terre et de mer, dont la réputation est enviable, qui est synonyme de dévouement infaillible, de devoir accompli simplement.

Ceux qui lui appartiennent, en campagne surtout, loin du pays natal, ont senti auprès des autres camarades s'éveiller dans leur être un sentiment qui étreint le cœur et exalte les qualités natives. Une devise symbolique fixe leur regard pour les soutenir dans l'épreuve, ou les encourager.

Côte à côte, bien que désignés pour des services distincts, ils courent le même danger dans les ambulances sur le champ de bataille, ils se retrouvent dans les stations lointaines, dans les hôpitaux, sous un ciel meurtrier, accomplissant chacun ce qui lui est prescrit, comme il convient.

C'est une véritable mission qui leur est confiée, et dont la portée dépasse, pour ceux qui ne sont pas initiés, l'idée qu'on peut s'en faire de prime-abord.

Nos possessions coloniales s'accroissent : la pacification doit suivre la conquête.

L'action heureuse du « Toubib » français, doublée du « marabout », c'est-à-dire du caractère sacré, dans l'esprit de l'arabe et de ses similaires, fournit le trait d'union efficace entre le vaincu et l'étranger charitable que la haine séparait de lui. Il respectera celui qui guérit les siens ou panse ses blessures. Il l'accueillera dans sa demeure, comme il est lui-même reçu avec des ménagements dans la salle d'hôpital.

Le pharmacien a aussi un rôle à remplir bien tracé. Le genre de ses connaissances, sa stabilité relative, lui permettent l'étude des ressources naturelles du sol occupé. Il contribuera, par ses indications, à améliorer la culture locale. Il étudiera la climatologie, l'hydrologie, la flore, la géologie de la colonie nouvelle, pour en signaler les éléments utilisables, pour fixer entre autres la valeur industrielle d'un minerai. La préparation des antiseptiques, la stérilisation des objets de pansement, l'essai et l'épuration des eaux potables rentrent dans ses attributions. La conservation de sérums médicaux, l'étude bactériologique, en plein foyer d'infection, des maladies contagieuses qui déciment des populations, seront facilitées, dans des recherches faites en commun avec son camarade médecin, par son habitude de l'emploi du microscope, des manipulations de chimie et de physique. Son ingéniosité et l'adresse manuelle qui en proviennent sauront créer un outillage suffisant avec des matériaux improvisés.

Ce qui représente, en un mot, la part de ses confrères de France, il l'emporte avec lui, tout à l'avantage de leur profession.

Les officiers et soldats, une fois rendus à la vie civile, restent souvent attachés aux contrées où ils ont accompli leur service, et font souche d'excellents colons. Le Corps de santé militaire en fournit de nombreux exemples. Parmi ceux des nôtres qui ont su utiliser leur savoir et leur initiative dans une œuvre mémorable, on doit citer un pharmacien militaire, Parmentier : il introduisit en Europe la culture de la pomme de terre qui devait prévenir la famine en suppléant à de maigres récoltes de blé.

Nos élèves s'intéressant aux questions de chimie médicale, il serait à désirer que l'on comblât officiellement une lacune dans leur enseignement : les premiers soins à donner aux blessés en attendant la venue du médecin. Ces préventions séniles, remarquées, de loin en loin, chez certains que désapprouvent leurs confrères plus sages et plus instruits, laissaient percer le bout de l'oreille dans leur véritable mobile. Elles ne sont plus de saison.

La science n'admet pas chez elle de hiérarchie : chacune de ses branches grandit sans cesse et dépasse la vie d'un savant.

La division du travail s'impose.

Grâce à l'impulsion admirable ainsi reçue par la médecine, des réussites extraordinaires sont venues justifier d'audacieux opérateurs. Cette science n'inspire plus à ses adeptes méritants qu'une gravité digne et recueillie devant laquelle on se découvre en lisant sur leurs lèvres le mot d'un chirurgien célèbre : « Je le pansai, Dieu le garit ».

Entre gens de savoir, le rapprochement fait beaucoup. Mieux se connaître et se comprendre, c'est aussi mieux s'estimer réciproquement.

Dans peu de temps, il est permis de ne plus en douter, comme des frères de science, la main dans la main, médecins et pharmaciens chemineront dans le même sentier, sans autre rivalité que celle de s'instruire, de bien faire, sans autre envie jalouse que de concourir le plus possible à une noble et commune tâche.

M. Pontier, à côté d'autres écrivains compétents, en faisant mieux apprécier la valeur indiscutable du pharmacien qui justifie son titre, aura apporté sa pierre à l'édifice. La recherche scientifique, à ses débuts, est naturellement hésitante et va au hasard. Elle accumule des faits, interroge des phénomènes, rarement isolés dans l'espace, et qu'il faut dégager de leur gangue pour en obtenir la loi positive.

Dans sa formule concise, celle-ci n'exprimera qu'une vérité partielle, avant de pouvoir rentrer dans un tout d'une plus grande valeur. Une fois terminée la longue période d'incubation et de tâtonnements, la marche des sciences suit une progression géométrique, et laisse deviner, d'après la chimère d'hier et le succès d'à présent, dans un lointain moins brumeux, des horizons qui éclairent d'autres merveilles destinées à ceux qui vivront après nous. Le progrès n'est que la résultante d'actions combinées, l'obstacle vaincu par des forces indépendantes, puis réunies en faisceau dans une direction déterminée par une intelligence d'élite, pour aboutir à une synthèse superbe dont l'intuition échappait à ceux-là même qui en ont été les ouvriers.

L'homme cède, inconscient, à sa destinée ; il reste muet devant le mystère qui l'entoure, devant sa propre énigme : un milieu intangible, essence, peut-être, de la matière non figurée, transmet, jusque dans leurs moindres replis, l'énergie universelle à ces myriades de mondes dont la scintillante clarté révèle l'existence et entretient la splendeur des nuits ; une infime parcelle de cette force a été laissée à sa disposition. Il en dirige seulement quelques effets, dans un champ étroit, sans qu'il puisse se rendre compte du « comment ».

Le microcosme, contenant sa demeure passagère, évolue dans l'immensité qui n'est sans doute qu'un commencement.

Sa place, entre deux infinis, est modeste; ce qu'il croit savoir se réduit à bien peu. Mais il a reçu le don de penser, d'où procèdent son activité intellectuelle et morale, et l'aspiration qui l'entraîne vers ce sublime inconnu.

La médecine est toujours considérée comme la science par excellence, non plus comme une entité! Elle rentre, en partie, dans les sciences naturelles; elle exprime un ensemble, et cherchera longtemps sa voie définitive entre la matière et la psychologie, entre la machine qui enserre l'animal et la puissance cachée qui anime ses organes.

Les sciences dites positives, dont elle est le reflet dans un sens, ne font que déduire sans expliquer davantage.

Aucune ne le cède à d'autres sur ce point. Toute mesquine prétention cesse de s'imposer. Il ne leur est plus permis de se tenir à l'écart, sous peine de déchéance, en renonçant à avancer.

La vie, un peu en commun, dans les centres universitaires, réunit dans une sorte d'intimité familiale les divers étudiants, ainsi que leurs maîtres.

En principe, par leur organisation intérieure, les Facultés mixtes paraissent le mieux disposées pour favoriser, chez elles tout d'abord, de fructueuses relations. On se rend compte ainsi par des causeries amicales des notions qu'on n'avait pas abordées, ou qu'on avait pu négliger. L'effet réflexe en est salutaire en nous inspirant quelque indulgence envers autrui.

Dans ces réunions libres, la diffusion et l'échange des idées s'accomplissent aisément; on s'instruit mutuellement, sans fatigue, sans arrière-pensée, en soufflant sur les derniers vestiges de barrières vermoulues : en tournant vite ce feuillet devant un nouveau chapitre d'histoire.

Extrait du *Bulletin des travaux de la Société de Pharmacie de Bordeaux*
(juillet 1900).

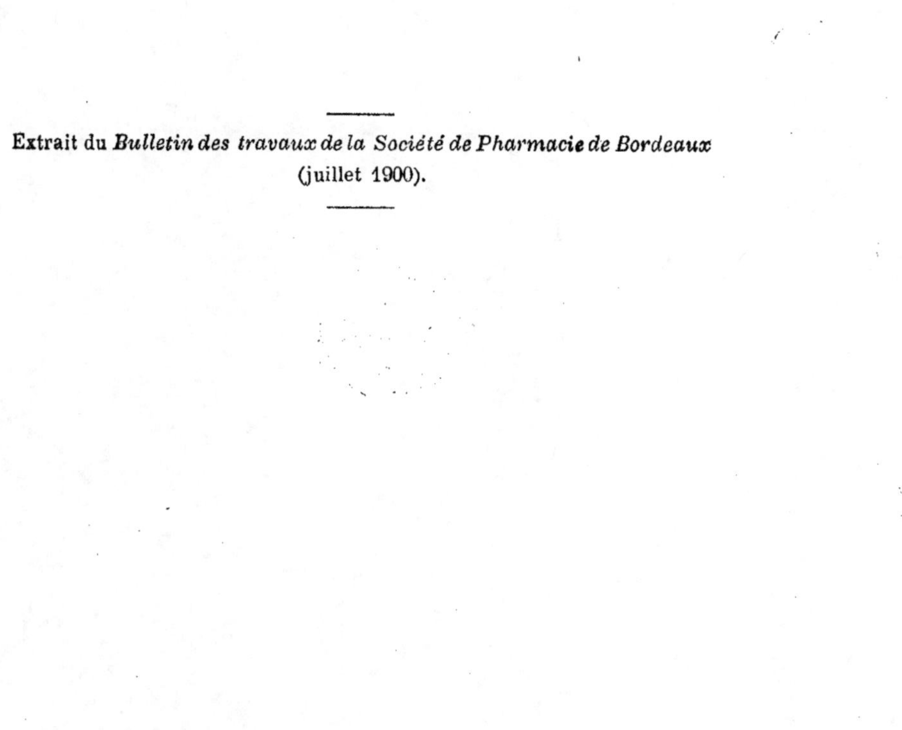

Bordeaux. — Imp. G. Gounouilhou, rue Guiraude, 11.

www.ingramcontent.com/pod-product-compliance
Lightning Source LLC
LaVergne TN
LVHW012017170826
845678LV00004BA/1522

* 9 7 8 2 3 2 9 6 3 4 3 1 9 *